Jetzt ne Vape?
Ratschläge, die aus der Verdampfsucht führen

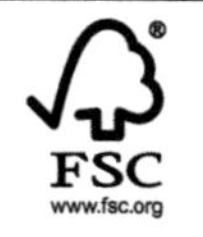
FSC
www.fsc.org
MIX
Papier aus ver-
antwortungsvollen
Quellen
Paper from
responsible sources
FSC® C105338

Gesundheitsexperte Vincent Hohne

Jetzt ne Vape?

Ratschläge, die aus der Verdampfsucht führen

Bibliografische Information der Deutschen Nationalbibliothek
Die Deutsche Nationalbibliothek verzeichnet diese Publikation in der Deutschen Nationalbibliografie; detaillierte bibliografische Daten sind im Internet über http://dnb.d-nb.de abrufbar.

ISBN: 978-3-7693-0232-5

Copyright (2024) Gesundheitsexperte Vincent Hohne
Verlag: BoD · Books on Demand GmbH, In de Tarpen 42, 22848 Norderstedt
Druck: Libri Plureos GmbH, Friedensallee 273, 22763 Hamburg
Alle Rechte bei dem Autoren.

19,99 Euro

Es ist kein Geheimnis: Das Dampfen hat sich wie ein Lauffeuer verbreitet. Ob auf den Straßen, in den Cafés oder in den Clubs – überall siehst du die Wolken von E-Zigaretten und hörst das vertraute Zischen, wenn jemand den nächsten Zug nimmt. Für viele Menschen ist das Dampfen ein Teil ihres Alltags geworden, oft begleitet von dem Glauben, dass es eine harmlosere Alternative zum Rauchen sei.

Doch in den letzten Jahren habe ich als VapeExperte immer wieder festgestellt, dass diese „harmlose" Alternative alles andere als ungefährlich ist. Hinter den coolen Geräten und den süßen Aromen steckt eine Sucht, die oft genauso schwer zu brechen ist wie das Rauchen selbst. In Gesprächen mit Betroffenen, durch meine Beobachtungen und durch wissenschaftliche Erkenntnisse wurde klar, dass das Dampfen weit mehr Risiken birgt, als die meisten Menschen wahrhaben wollen.

Dieses Buch soll dir helfen, den Weg aus der Verdampfsucht zu finden. Es soll dir zeigen, wie tief das Dampfen dich in die Abhängigkeit zieht – oft ohne, dass du es bemerkst – und wie du den Ausstieg schaffst. Wir werden uns damit beschäftigen, warum so viele Menschen in die Falle des Vapens geraten, welche psychologischen und physischen Mechanismen dahinterstecken, und wie du den Prozess des Aufhörens erfolgreich meistern kannst.

Besonders die Geschichten von Menschen wie Alex Heinz, die ich über Jahre hinweg beobachtet habe, zeigen, wie schleichend diese Sucht voranschreitet und wie dringend es ist, die Kontrolle zurückzugewinnen, bevor der Schaden nicht mehr rückgängig gemacht werden kann.

Dieses Buch ist für alle, die erkannt haben, dass das Dampfen mehr ist als ein harmloses Vergnügen. Es ist für dich, wenn du bereit bist, dein Leben zurückzuerobern. Die Reise mag herausfordernd sein, aber ich verspreche dir: Am Ende wartet ein Leben voller Freiheit und Klarheit – ohne den ständigen Drang nach dem nächsten Zug.

Dein
Vincent Hohne
VapeExperte und Wegbegleiter

Kapitel 1: Die Entstehung des Vape-Hypes

In den letzten Jahren hat das Dampfen – auch bekannt als „Vaping" – die Welt im Sturm erobert. Was als vermeintlich „gesündere" Alternative zum Rauchen begann, entwickelte sich rasch zu einem Trend, der weit über die Grenzen der ursprünglichen Zielgruppe hinausging. Vom Teenager bis zum erwachsenen Raucher greifen immer mehr Menschen zu E-Zigaretten, um ihre Nikotinabhängigkeit zu stillen, ohne die klassischen Tabakprodukte zu nutzen. Doch wie konnte es dazu kommen? Was hat den Vape-Hype so populär gemacht?

1.1 Das Image des Vaping: Modern, Cool und Gesund?

Ein wesentlicher Grund für den Vape-Boom ist die geschickte Vermarktung der E-Zigaretten. Hersteller haben es verstanden, das Dampfen als nicht nur moderne, sondern auch coole Alternative zum Rauchen zu positionieren. Besonders in sozialen Medien – Instagram, TikTok und YouTube – präsentierten sich Vaper als Trendsetter. Die Geräte, oft futuristisch designt und in einer Vielzahl von Farben und Formen erhältlich, wurden zum Lifestyle-Accessoire.

Zudem wurden E-Zigaretten von vielen Nutzern als die „gesündere" Wahl wahrgenommen. Die Werbebotschaften betonten, dass beim Dampfen kein Tabak verbrannt werde, was die Aufnahme von Teer und anderen schädlichen

Substanzen vermeide. Diese Argumente haben dazu geführt, dass viele Menschen glaubten, das Dampfen sei fast harmlos – eine Idee, die inzwischen von zahlreichen Gesundheitsorganisationen widerlegt wurde.

1.2 Die Rolle der Aromen: Eine neue Dimension der Verführung

Ein weiterer Schlüsselfaktor des Vape-Hypes sind die unzähligen Geschmacksrichtungen, die das Dampfen so verführerisch machen. Während herkömmliche Zigaretten meist einen rauchigen und bitteren Geschmack haben, bieten E-Zigaretten eine schier unendliche Vielfalt an Aromen. Von fruchtigen Geschmäckern wie Mango, Wassermelone und Erdbeere bis hin zu süßen Varianten wie Vanille, Schokolade oder Karamell – für jeden Geschmack gibt es das passende Liquid.

Diese Aromen machen das Dampfen nicht nur angenehmer, sondern auch aufregender. Gerade junge Menschen, die häufig noch keine Erfahrung mit dem Rauchen haben, werden durch die Vielfalt der Geschmäcker besonders angezogen. Ein Element des Hypes ist also auch die Neugierde: Welches Liquid probiere ich als Nächstes aus?

1.3 Social Media und die Vaping-Community

Soziale Netzwerke spielen eine enorme Rolle in der Verbreitung des Vape-Hypes. Auf Plattformen wie Instagram und YouTube haben sich große Communities gebildet, die ihre Dampferfahrungen teilen und neue Produkte vorstellen. Insbesondere junge Menschen, die stark von den Inhalten in sozialen Medien beeinflusst werden, ließen sich schnell von diesem Lifestyle faszinieren.

Influencer und Vlogger, die mit E-Zigaretten posieren und das Dampfen in ihren Videos als cool und hip darstellen, trugen wesentlich dazu bei, den Vape-Hype zu verstärken. Diese Influencer fungierten nicht nur als Werbeträger für bestimmte Marken, sondern auch als Vorbilder, die den Eindruck vermittelten, dass das Dampfen ein harmloses und stilvolles Vergnügen sei.

1.4 Die Illusion der „gesünderen" Alternative

Ein weiterer Grund für die rasche Verbreitung von E-Zigaretten ist die weit verbreitete Annahme, dass sie weniger schädlich als herkömmliche Zigaretten sind. Viele Menschen glaubten, dass das Dampfen eine sichere Möglichkeit sei, Nikotin zu konsumieren, ohne dabei die gesundheitlichen Risiken des Tabakrauchens einzugehen. Diese Wahrnehmung beruhte auf frühen Studien, die darauf hindeuteten, dass E-Zigaretten weniger krebserregende Stoffe enthalten als herkömmliche Zigaretten.

Jedoch haben neuere Studien gezeigt, dass das Dampfen keineswegs so harmlos ist, wie viele es anfangs dachten. Auch wenn keine

Verbrennung stattfindet, können die inhalierten Dämpfe toxische Chemikalien und Schwermetalle enthalten, die ernsthafte gesundheitliche Schäden verursachen können. Das Bewusstsein dafür steigt langsam, doch der Glaube an die „gesündere" Alternative hält sich nach wie vor.

1.5 Der Einstieg für Jugendliche: Ein gefährliches Spiel

Besonders bedenklich ist, dass das Dampfen oft als Einstieg in die Nikotinsucht dient – insbesondere für Jugendliche, die vorher noch nie geraucht haben. Die attraktive Aufmachung der Geräte, die süßen Aromen und die gesellschaftliche Akzeptanz des Dampfens haben dazu geführt, dass immer mehr junge Menschen mit E-Zigaretten experimentieren.

Während herkömmliche Zigaretten bei Jugendlichen inzwischen ein negatives Image haben, gilt das Dampfen vielerorts als cool und modern. Dabei übersehen viele die langfristigen Folgen: Die Sucht nach Nikotin bleibt, und nicht selten wechseln Jugendliche später zu herkömmlichen Zigaretten oder sind dauerhaft an das Dampfen gebunden.

Kapitel 2: Gesundheitliche Risiken – Was das Dampfen wirklich mit dir macht

Die E-Zigarette wird oft als die „bessere" Alternative zum Rauchen dargestellt. Viele Menschen greifen deshalb zum Dampfen in dem Glauben, es sei weniger schädlich und eine Möglichkeit, vom Rauchen loszukommen. Doch wie harmlos ist das Dampfen wirklich? In diesem Kapitel schauen wir uns genauer an, was in deinem Körper passiert, wenn du dampfst, und welche gesundheitlichen Risiken dabei unterschätzt werden.

2.1 Die Chemie des Dampfens: Was inhalierst du wirklich?

Im Gegensatz zu herkömmlichen Zigaretten findet beim Dampfen keine Verbrennung statt. Stattdessen wird eine Flüssigkeit – das sogenannte Liquid – erhitzt, die in Dampf umgewandelt und inhaliert wird. Diese Liquids bestehen hauptsächlich aus vier Inhaltsstoffen: Propylenglykol, Glycerin, Aromen und Nikotin. Während Propylenglykol und Glycerin in vielen Kosmetikprodukten und Lebensmitteln vorkommen, sind sie nicht dafür gedacht, dauerhaft inhaliert zu werden.

Besonders bedenklich ist, dass bei der Erhitzung dieser Stoffe Chemikalien freigesetzt werden, die potenziell giftig sind. Studien haben gezeigt, dass unter anderem Formaldehyd und Acetaldehyd entstehen können – Substanzen, die als krebserregend eingestuft werden. Diese giftigen Stoffe können tief in die Lungen eindringen und dort langfristig Schaden anrichten.

2.2 Die Lunge im Fokus: Dampfen und Atemwegserkrankungen

Ein weit verbreiteter Irrglaube ist, dass Dampfen die Lunge weniger schädigt als das Rauchen. Doch auch wenn kein Teer entsteht, bleibt der Dampf alles andere als harmlos. Untersuchungen zeigen, dass das Dampfen das Risiko für Atemwegserkrankungen wie chronische Bronchitis und COPD (Chronisch obstruktive Lungenerkrankung) erhöht. Auch wenn die Symptome oft erst nach längerer Nutzung auftreten, ist die Gefahr real.

Ein besonders dramatisches Beispiel für die Risiken des Dampfens sind die in den letzten Jahren vermehrt aufgetretenen Fälle von EVALI (E-cigarette or Vaping product use-associated Lung Injury). Dabei handelt es sich um eine schwere Lungenentzündung, die direkt mit der Nutzung von E-Zigaretten in Verbindung gebracht wird. In vielen Fällen mussten die Betroffenen auf der Intensivstation behandelt werden, und einige starben sogar an den Folgen.

2.3 Herz-Kreislauf-Probleme: Nikotin bleibt gefährlich

Nikotin ist eine hochsüchtigmachende Substanz, und auch beim Dampfen bleibt es der zentrale

Wirkstoff. Viele Menschen unterschätzen die Gefahren, die von Nikotin ausgehen – unabhängig davon, ob es geraucht oder verdampft wird. Nikotin erhöht den Blutdruck, beschleunigt den Herzschlag und kann langfristig zu Herz-Kreislauf-Erkrankungen führen.

Was viele nicht wissen: Auch bei E-Zigaretten gelangt das Nikotin genauso schnell in den Blutkreislauf wie beim Rauchen. Das bedeutet, dass die Gefahr von Herzinfarkten und Schlaganfällen durch das Dampfen nicht geringer ist als durch den Konsum herkömmlicher Zigaretten.

2.4 Auswirkungen auf das Gehirn: Die unterschätzte Sucht

Nikotin beeinflusst das Gehirn auf vielfältige Weise. Besonders bei Jugendlichen, deren Gehirne sich noch in der Entwicklung befinden, kann Nikotin schwerwiegende Folgen haben. Studien zeigen, dass der regelmäßige Konsum von Nikotin die kognitive Entwicklung beeinträchtigen kann. Das Gehirn wird „umprogrammiert", was die Lernfähigkeit und die Aufmerksamkeit beeinträchtigen kann.

Hinzu kommt, dass die Suchtgefahr beim Dampfen oft unterschätzt wird. Viele Nutzer beginnen mit niedrigen Nikotindosierungen und steigern diese schrittweise, ohne es zu merken. Die ständige Verfügbarkeit von E-Zigaretten und die oft harmlos wirkenden Aromen führen dazu,

dass immer mehr Menschen tiefer in die
Nikotinsucht geraten.

2.5 Irrtum Schadensminderung: Kein harmloser Ausstieg vom Rauchen

Viele Raucher greifen zu E-Zigaretten in der
Hoffnung, damit den Tabakkonsum zu reduzieren
oder ganz aufzuhören. Doch was als Weg aus der
Abhängigkeit beginnt, führt oft in eine neue Form
der Sucht – die Verdampfsucht. Die Verfügbarkeit
von E-Zigaretten und die ständige Möglichkeit, zu
dampfen, machen es schwerer, wirklich
loszukommen.

Auch wenn manche Raucher durch das
Dampfen vom Rauchen wegkommen, zeigt die
Realität, dass viele einfach beide Produkte
parallel nutzen – eine sogenannte
Doppelnutzung. Das Ergebnis: Statt den
Tabakkonsum zu reduzieren, wird der Körper
zusätzlich den Risiken des Dampfens ausgesetzt.

Kapitel 3: Schritt-für-Schritt-Anleitung zum Ausstieg – Dein Weg aus der Verdampfsucht

Der Entschluss, mit dem Dampfen aufzuhören, ist der erste und wichtigste Schritt. Doch wie schafft man es, das Dampfen dauerhaft hinter sich zu lassen? In diesem Kapitel schauen wir uns einen konkreten Fahrplan an, der dir hilft, dich Schritt für Schritt von der Verdampfsucht zu lösen. Es geht nicht darum, von einem Tag auf den anderen aufzuhören – sondern um eine nachhaltige Veränderung, die langfristig Bestand hat.

3.1 Die Entscheidung treffen: Dein „Warum" finden

Bevor du mit dem Dampfen aufhörst, musst du dir klar darüber werden, warum du überhaupt aufhören möchtest. Vielleicht machst du dir Sorgen um deine Gesundheit, oder du hast erkannt, dass die Sucht immer mehr von deinem Leben einnimmt. Möglicherweise möchtest du einfach wieder unabhängiger sein und nicht ständig an deine E-Zigarette denken.

Notiere dir dein „Warum" und führe dir diese Gründe immer wieder vor Augen. Sie werden dich in schwierigen Momenten daran erinnern, warum du diesen Weg eingeschlagen hast. Es ist wichtig, ein starkes persönliches Motiv zu haben, das dich durch die Herausforderungen trägt.

3.2 Realistische Ziele setzen: Kleine Schritte führen zum Erfolg

Der Ausstieg aus der Verdampfsucht ist ein Prozess. Setze dir kleine, realistische Ziele, anstatt sofort komplett aufzuhören. Du kannst damit beginnen, die Nutzung zu reduzieren – etwa, indem du festlegst, wie oft du am Tag dampfst, und diese Zahl schrittweise verringerst.

Eine Möglichkeit ist auch, dir Zeiten festzulegen, in denen du gar nicht dampfst, zum Beispiel morgens oder während der Arbeit. Es geht darum, schrittweise die Abhängigkeit zu reduzieren, ohne dich zu überfordern. So kannst du kleine Erfolge feiern und bleibst motiviert.

3.3 Auslöser identifizieren: Wann greifst du zur E-Zigarette?

Um das Dampfen zu reduzieren, musst du wissen, wann und warum du überhaupt zur E-Zigarette greifst. Viele Menschen dampfen aus Langeweile, Stress oder aus Gewohnheit. Andere nutzen die E-Zigarette in sozialen Situationen oder während sie bestimmte Aktivitäten ausüben, wie das Schauen von Serien oder das Autofahren.

Notiere dir über ein paar Tage hinweg, in welchen Situationen du dampfst. So erkennst du deine persönlichen Auslöser und kannst Strategien entwickeln, um sie zu vermeiden. Wenn du beispielsweise feststellst, dass du bei

Langeweile oft dampfst, kannst du dir andere
Aktivitäten suchen, die dich ablenken.

3.4 Ersatzhandlungen finden: Neue Gewohnheiten aufbauen

Um das Dampfen langfristig loszuwerden, ist es
wichtig, die alten Gewohnheiten durch neue,
gesündere Handlungen zu ersetzen. Überlege dir,
was du tun könntest, wenn das Verlangen nach
der E-Zigarette aufkommt. Hier einige Vorschläge:

-    Kaugummi kauen oder einen gesunden Snack
zu sich nehmen.
-    Sport treiben oder sich bewegen, um den
Drang zu überlisten.
-    Meditation oder Atemübungen, um Stress
abzubauen.
-   Trinken von Wasser oder Tee kann helfen, das
Verlangen zu reduzieren.
-   Schreiben oder Zeichnen, um dich abzulenken
und deine Gedanken zu sortieren.

Indem du dir bewusst neue Gewohnheiten
aneignest, verdrängst du die alten und schaffst
eine Basis für langfristigen Erfolg.

3.5 Unterstützung suchen: Du musst es nicht allein schaffen

Es ist hilfreich, jemanden an deiner Seite zu
haben, der dich auf deinem Weg unterstützt. Das
kann ein Freund, ein Familienmitglied oder sogar
eine Online-Community sein, die ähnliche Ziele

verfolgt. Der Austausch mit anderen, die ebenfalls versuchen, mit dem Dampfen aufzuhören, kann dich motivieren und dir helfen, Rückschläge zu überstehen.

Überlege dir, ob du auch professionelle Hilfe in Anspruch nehmen möchtest. Ein Gespräch mit einem Arzt, der sich mit Nikotinsucht auskennt, oder einer Beratungsstelle kann wertvolle Tipps und Unterstützung bieten. Es gibt außerdem zahlreiche Apps und Programme, die dir helfen können, deinen Fortschritt zu überwachen und motiviert zu bleiben.

3.6 Rückfälle akzeptieren: Es gehört zum Prozess

Kein Weg aus der Sucht verläuft geradlinig. Es kann immer wieder passieren, dass du in alte Muster zurückfällst. Wichtig ist, dass du solche Rückschläge als Teil des Prozesses akzeptierst und dich davon nicht entmutigen lässt.

Solltest du einmal rückfällig werden, analysiere die Situation: Was hat dich dazu gebracht, zur E-Zigarette zu greifen? Was kannst du beim nächsten Mal anders machen? Verurteile dich nicht selbst, sondern nutze den Rückfall, um stärker daraus hervorzugehen.

3.7 Feiere deine Erfolge: Jeder Schritt zählt

Um motiviert zu bleiben, ist es wichtig, deine Fortschritte zu feiern – egal, wie klein sie sind. Jedes Mal, wenn du einen Tag oder eine Woche ohne Dampfen schaffst, ist das ein Erfolg, der dich deinem Ziel näherbringt.

Belohne dich für deine Anstrengungen: Gönne dir etwas, das dir Freude bereitet, ob es ein Kinobesuch, ein neues Buch oder ein Wellness-Tag ist. Diese positiven Verstärkungen helfen dir, auf dem richtigen Weg zu bleiben und deine Motivation aufrechtzuerhalten.

Kapitel 4: Psychologische Hintergründe – Wie Suchtgewohnheiten funktionieren und wie du sie durchbrichst

Nikotinabhängigkeit ist nicht nur eine körperliche, sondern auch eine tief verwurzelte psychische Herausforderung. Das Dampfen, wie auch das Rauchen, wird oft zur festen Gewohnheit, die sowohl körperliche als auch emotionale Bedürfnisse befriedigt. Um aus der Verdampfsucht auszubrechen, ist es wichtig, die psychologischen Mechanismen hinter der Sucht zu verstehen und gezielt zu durchbrechen. In diesem Kapitel schauen wir uns an, wie Suchtverhalten entsteht und was du tun kannst, um es dauerhaft zu überwinden.

4.1 Die Psychologie der Gewohnheit: Warum du immer wieder zur E-Zigarette greifst

Hast du dich jemals gefragt, warum du in bestimmten Momenten immer wieder zur E-Zigarette greifst? Gewohnheiten sind das Ergebnis von wiederholten Verhaltensmustern, die in deinem Gehirn verankert werden. Jedes Mal, wenn du dampfst, wird das Verhalten belohnt – sei es durch den Nikotin-Kick oder durch das Gefühl der Entspannung, das du dabei empfindest. Diese Belohnung verstärkt das Verhalten und sorgt dafür, dass du in ähnlichen Situationen immer wieder dasselbe tust.

Im Laufe der Zeit wird das Dampfen zu einer automatisierten Reaktion auf bestimmte Auslöser

– sei es Langeweile, Stress oder soziale
Situationen. Dein Gehirn speichert die
Verbindung zwischen Auslöser und Belohnung
ab, und so entsteht die Gewohnheit, zur E-
Zigarette zu greifen.

4.2 Verlangen verstehen: Die Macht des „Cravings"

Einer der schwierigsten Aspekte beim Aufhören
mit dem Dampfen ist das Verlangen – auch
bekannt als „Craving". Cravings entstehen, wenn
dein Gehirn nach der gewohnten Belohnung
verlangt. Dieses Verlangen kann so stark sein,
dass es dir schwerfällt, rational zu bleiben und der
E-Zigarette zu widerstehen.

Cravings werden durch verschiedene Faktoren
ausgelöst. Häufig sind es emotionale Zustände
wie Stress, Angst oder Langeweile, die den Drang
nach dem Dampfen auslösen. Auch bestimmte
Umgebungen oder Menschen können Auslöser
sein. Vielleicht hast du die Gewohnheit
entwickelt, beim Kaffeetrinken oder nach dem
Essen zu dampfen, oder du greifst zur E-Zigarette,
wenn du mit Freunden zusammen bist, die
ebenfalls dampfen.

Das Verlangen ist intensiv, aber es dauert in der
Regel nur etwa 10 bis 15 Minuten an. Wenn du
diese Zeit überstehst, ohne zu dampfen, lässt das
Verlangen nach. Es ist wichtig zu verstehen, dass
Cravings zwar unangenehm sind, aber
vorübergehen.

4.3 Gewohnheiten durchbrechen: Der Weg zu neuen Mustern

Um aus der Verdampfsucht auszubrechen, musst du deine alten Gewohnheiten durch neue ersetzen. Der Schlüssel liegt darin, die Verbindung zwischen den Auslösern und der Belohnung zu unterbrechen. Das bedeutet, dass du in Momenten, in denen du normalerweise dampfen würdest, eine alternative Handlung finden musst, die das Verlangen ersetzt.

Ein effektiver Ansatz ist es, eine Liste von Ersatzhandlungen zu erstellen, die du in Momenten des Verlangens anwenden kannst. Das kann Bewegung, ein Gespräch mit einem Freund, tiefes Atmen oder eine kreative Beschäftigung wie Zeichnen oder Schreiben sein. Indem du neue Gewohnheiten etablierst, schwächst du nach und nach die alten Verhaltensmuster ab.

4.4 Positive Verstärkung: Dein Belohnungssystem umprogrammieren

Einer der Gründe, warum es so schwer ist, mit dem Dampfen aufzuhören, ist das Belohnungssystem deines Gehirns. Jedes Mal, wenn du dampfst, schüttet dein Gehirn Dopamin aus – das „Glückshormon", das dafür sorgt, dass du dich gut fühlst. Dieses Dopamin verstärkt das Verhalten und macht es schwer, das Dampfen aufzugeben.

Um diesen Zyklus zu durchbrechen, musst du lernen, deinem Gehirn auf andere Weise Belohnungen zu geben. Belohne dich für jeden Schritt, den du in Richtung eines dampffreien Lebens machst. Setze dir kleine Ziele und feiere deine Erfolge. Jedes Mal, wenn du einem Verlangen widerstehst oder einen Tag ohne Dampfen überstehst, solltest du dir selbst Anerkennung geben – sei es durch eine kleine Belohnung oder einfach durch das Bewusstsein, dass du auf dem richtigen Weg bist.

4.5 Stressmanagement: Entspannung ohne E-Zigarette

Ein weiterer wichtiger psychologischer Aspekt der Verdampfsucht ist die Rolle von Stress. Viele Menschen greifen zur E-Zigarette, um sich zu entspannen oder mit Stress umzugehen. Doch das Dampfen ist nur eine kurzfristige Lösung, die die eigentlichen Ursachen von Stress nicht angeht.

Um langfristig vom Dampfen loszukommen, musst du gesunde Wege finden, um mit Stress umzugehen. Techniken wie Atemübungen, Meditation, Yoga oder sportliche Aktivitäten können dir helfen, Stress abzubauen, ohne zur E-Zigarette greifen zu müssen. Es geht darum, alternative Bewältigungsstrategien zu entwickeln, die langfristig wirksam sind.

Kapitel 5: Umgang mit Rückfällen – Wie du wieder auf die Spur kommst

Rückfälle gehören zum Prozess des Aufhörens. Sie sind nicht das Ende deines Erfolgs, sondern eine Herausforderung, die dir helfen kann, noch stärker zu werden. Viele Menschen, die mit dem Dampfen aufhören, erleben Momente, in denen sie in alte Muster zurückfallen und erneut zur E-Zigarette greifen. Das Wichtige ist, zu wissen, wie du damit umgehst und wieder auf den richtigen Weg kommst.

5.1 Rückfälle verstehen: Warum sie passieren

Zunächst ist es wichtig zu verstehen, dass Rückfälle kein Zeichen des Versagens sind. Sie sind Teil eines natürlichen Prozesses, bei dem dein Gehirn versucht, alte, gewohnte Verhaltensmuster wieder aufzunehmen. Es gibt viele Gründe, warum Rückfälle passieren können: Stress, emotionale Auslöser, soziale Situationen oder einfach nur die Verlockung, die E-Zigarette wieder in die Hand zu nehmen.

Ein Rückfall bedeutet nicht, dass du deine Bemühungen aufgeben solltest. Im Gegenteil: Rückfälle bieten dir die Möglichkeit, deine Auslöser besser zu erkennen und Strategien zu entwickeln, um in Zukunft besser mit ihnen umzugehen.

5.2 Den Rückfall analysieren: Was war der Auslöser?

Nachdem du einen Rückfall hattest, ist es hilfreich, den Moment zu analysieren. Was hat dazu geführt, dass du wieder zur E-Zigarette gegriffen hast? War es eine bestimmte Situation, eine emotionale Herausforderung oder vielleicht sogar Langeweile? Indem du deine Auslöser besser verstehst, kannst du gezielt Strategien entwickeln, um in Zukunft besser damit umzugehen.

Stelle dir folgende Fragen:

-    Was habe ich gefühlt, bevor ich zum Dampfen griff?
-    War ich in einer bestimmten Umgebung oder mit bestimmten Menschen zusammen?
 -    Hatte ich Stress, Sorgen oder ein Verlangen nach Nikotin?

Indem du den Rückfall bewusst analysierst, nimmst du ihm die emotionale Schwere und kannst gestärkt daraus hervorgehen.

5.3 Vergebung und Akzeptanz: Sei nicht zu hart zu dir selbst

Einer der häufigsten Fehler, den Menschen nach einem Rückfall machen, ist, sich selbst zu verurteilen. Gedanken wie „Ich habe versagt" oder „Ich schaffe es nie" können dich in einen negativen Kreislauf führen, der dich weiter vom

Ziel entfernt. Doch der Schlüssel zum Erfolg ist
Selbstvergebung.

Du bist ein Mensch, und wie bei jeder
Verhaltensänderung ist der Weg nicht immer
gerade. Es ist wichtig, freundlich zu dir selbst zu
sein und den Rückfall als Teil des Prozesses zu
akzeptieren. Der entscheidende Punkt ist, dass du
nach dem Rückfall weitergehst und nicht
aufgibst.

5.4 Neue Strategien entwickeln: Was kannst du beim nächsten Mal anders machen?

Nachdem du einen Rückfall analysiert und
akzeptiert hast, ist es an der Zeit, neue Strategien
zu entwickeln. Überlege dir, wie du in ähnlichen
Situationen in Zukunft besser reagieren kannst.
Wenn du zum Beispiel merkst, dass Stress ein
häufiger Auslöser ist, könntest du gezielt
Entspannungstechniken wie Meditation oder
Atemübungen einbauen, bevor der Stress zu groß
wird.

Plane im Voraus: Was wirst du tun, wenn das
nächste Craving aufkommt? Gibt es bestimmte
Alternativen, die du stattdessen anwenden
kannst? Wenn du bereits vor einem Craving eine
klare Strategie hast, wird es dir leichter fallen,
stark zu bleiben.

5.5 Unterstützung suchen: Du musst es nicht allein schaffen

Rückfälle sind nicht nur emotional, sondern auch psychologisch herausfordernd. Es ist völlig in Ordnung, sich Unterstützung zu holen. Sprich mit Freunden, Familie oder einem Therapeuten darüber, wie du dich fühlst. Manchmal hilft es, das Problem laut auszusprechen und Unterstützung von anderen zu bekommen.

Es gibt auch viele Selbsthilfegruppen, Foren und Apps, die sich auf Nikotinentwöhnung spezialisiert haben. Der Austausch mit anderen, die ähnliche Erfahrungen gemacht haben, kann motivierend wirken und dir helfen, die Herausforderung des Rückfalls gemeinsam zu bewältigen.

5.6 Den Blick nach vorne richten: Rückfälle als Chance nutzen

Es mag paradox klingen, aber Rückfälle bieten eine Chance. Sie zeigen dir, wo deine Schwächen liegen und was du noch verbessern kannst. Jeder Rückfall ist eine Gelegenheit, zu lernen und gestärkt daraus hervorzugehen.

Anstatt den Rückfall als „Niederlage" zu betrachten, sieh ihn als Lernmoment. Überlege dir, was du beim nächsten Mal anders machen kannst und wie du dich besser vorbereiten kannst. Auf diese Weise wirst du nicht nur deine Sucht überwinden, sondern auch neue Stärke und Widerstandsfähigkeit entwickeln.

Kapitel 6: Der Phalluseffekt des Vapens – Zwischen Symbolik und Identität

Das Dampfen, besonders mit großen, auffälligen E-Zigaretten, kann neben der reinen Funktion als Nikotinquelle auch eine symbolische Bedeutung haben, die weit über das eigentliche Produkt hinausgeht. In diesem Kapitel beleuchten wir die Idee des „Phalluseffekts", der bei vielen Vaping-Geräten zu beobachten ist, und untersuchen, warum das Dampfen in bestimmten Communities, wie der LGBTQ+-Szene, besonders bei homosexuellen Menschen, eine starke Verbreitung gefunden hat.

6.1 Der Phalluseffekt: Die Symbolik hinter dem Vapen

Die Form vieler E-Zigaretten – lang, dick und auffällig – erinnert nicht zufällig an phallische Symbole. Der sogenannte Phalluseffekt beschreibt die unbewusste oder bewusste Assoziation von länglichen Objekten mit Macht, Männlichkeit und sexueller Energie. Schon bei der klassischen Zigarette wurde häufig diese Assoziation gezogen, doch die modernen, oft übergroßen Vaping-Geräte verstärken diesen Effekt noch einmal.

Das Vapen in der Öffentlichkeit, besonders mit großen, leistungsstarken E-Zigaretten, kann daher als ein Ausdruck von Selbstbewusstsein und Dominanz wahrgenommen werden. Es geht nicht mehr nur um das Inhalieren von Nikotin, sondern um das Setzen eines sichtbaren, teilweise sexuellen Zeichens. Dieses „Zur-Schau-Stellen" mit großen Dampfwolken kann als eine Art symbolischer Akt interpretiert werden, der die Aufmerksamkeit auf sich zieht und mit Macht, Kontrolle und Präsenz verbunden ist.

6.2 Vapen in der LGBTQ+-Szene: Ein Ausdruck von Identität

Das Vapen hat besonders in der LGBTQ+-Community eine starke Verbreitung gefunden, und das aus mehreren Gründen. Zunächst bietet das Dampfen eine Alternative zum Rauchen, das traditionell in vielen Subkulturen als Zeichen von Rebellion und Anderssein galt. Doch während Zigaretten mehr und mehr aus der Mode kamen, vor allem aufgrund gesundheitlicher Bedenken, hat das Vapen diesen rebellischen und einzigartigen Status in gewisser Weise übernommen.

Für viele homosexuelle Menschen, die oft mit dem Prozess der Selbstfindung und der Ausdrucksstärke ihrer Identität konfrontiert sind, bietet das Dampfen eine Möglichkeit, sich in öffentlichen und sozialen Räumen sichtbar zu machen. Dabei geht es nicht nur um den Konsum von Nikotin, sondern auch darum, eine starke, auffällige Präsenz zu zeigen. Das Vapen wird zu einem Teil der eigenen Identität, einem sichtbaren Ausdruck des Selbstbewusstseins und der Zugehörigkeit zu einer Community.

6.3 Die Rolle von Aromen und Design in der Szene

Ein weiterer Grund, warum Vaping-Geräte und -Kultur in der LGBTQ+-Szene so stark vertreten sind, liegt in der Vielfalt und Individualität, die das Dampfen bietet. Die große Auswahl an Aromen, Farben und Designs der Geräte spricht die kreative und oft stilbewusste Ader dieser Community an. Anders als herkömmliche Zigaretten, die in ihrer Funktion und ihrem Geschmack begrenzt sind, bietet das Dampfen eine fast endlose Variation an Möglichkeiten, sich individuell auszudrücken.

Homosexuelle Menschen, die häufig nach Wegen suchen, ihre Einzigartigkeit und Freiheit auszuleben, finden im Vapen eine kreative Ausdrucksform, die über das bloße Nikotinkonsumieren hinausgeht. Die oft provokanten Aromen wie „Einhornkotze" oder „Zuckerwatte" sprechen eine Sprache, die im Alltag auffällt und Individualität betont.
6.4 Vapen als soziales Ritual: Gruppen- und Clubkultur

Das Dampfen hat in vielen städtischen Gebieten, besonders in Bars und Clubs, einen festen Platz eingenommen. In der LGBTQ+-Szene, in der Clubkultur oft ein zentraler Punkt des sozialen Lebens ist, ist das Vapen zu einem festen Bestandteil geworden. Es dient als Eisbrecher, als Gesprächsthema und als Möglichkeit, Teil einer sichtbaren Subkultur zu sein.

Die Rituale des gemeinsamen Vapens in
Gruppen schaffen eine soziale Bindung, ähnlich
wie früher das gemeinsame Rauchen. Dabei
geht es um mehr als den eigentlichen Konsum –
es geht um das Teilen eines Erlebnisses, das
Austausch und Zugehörigkeit fördert. Besonders in
der schwulen Clubszene, in der das Spiel mit
Symbolen, sexuellen Untertönen und
Körperlichkeit oft eine Rolle spielt, wird das Vapen
auch als subtiler Ausdruck von Erotik und
Selbstinszenierung verstanden.

6.5 Warum Vapen oft unterschätzt wird

Trotz der starken Präsenz des Dampfens in
bestimmten Communities, bleibt oft die
gesundheitliche Gefahr, die von der
Verdampfsucht ausgeht, im Hintergrund. Der
Phalluseffekt und die soziale Komponente des
Vapens können dazu führen, dass die eigentliche
Sucht nach Nikotin und die damit verbundenen
Gesundheitsrisiken verharmlost werden. Auch in
der LGBTQ+-Community, die oft mit
gesundheitlichen Herausforderungen zu kämpfen
hat, wird das Vapen manchmal als harmlosere
Alternative gesehen, obwohl die langfristigen
Auswirkungen immer noch nicht vollständig
erforscht sind.

Kapitel 7: Offener Brief von VapeExperte Vincent Hohne an Alex Heinz

Lieber Alex Heinz,

ich wende mich heute direkt an dich, weil ich schon lange beobachte, wie du dich immer tiefer in die Verdampfsucht verstrickst. Ich kann nicht länger zusehen, wie du dich selbst und die Menschen um dich herum – besonders Tim Schramm und Julian Bolte – immer mehr belastest. Deine Freunde machen sich wahnsinnige Sorgen um dich, Alex. Sie sehen, wie du täglich an deiner E-Zigarette ziehst, und fragen sich, wann der Moment kommt, an dem du zusammenbrichst.

Tim hat mir erzählt, wie er dich in letzter Zeit immer häufiger atemlos erlebt. Es schmerzt ihn, dich so zu sehen. Julian spricht oft davon, dass er dich nicht verlieren will. Sie stehen an deiner Seite, aber sie wissen nicht mehr, wie sie dich dazu bringen können, aufzuhören. Deshalb wende ich mich jetzt an dich, um dir klarzumachen, dass du nicht allein bist, aber du musst den ersten Schritt tun.

Ich erinnere mich an Marc, einen Mann in deinem Alter, der genauso dachte wie du – dass das Dampfen die bessere Alternative sei. Doch dann landete er auf der Intensivstation, weil seine Lungen versagten. EVALI hat sein Leben verändert. Er dachte, es sei harmlos, bis es fast zu spät war.

Oder denk an Katrin, die auch in deinem Alter war. Sie glaubte, sie habe die Kontrolle über ihre Nikotinsucht, doch das Dampfen führte bei ihr zu schwerwiegenden Herzproblemen. Sie lag monatelang im Krankenhaus, und die Ärzte sagten ihr, dass sie nur knapp einem Herzinfarkt entgangen sei.

Du hast die Macht, Alex. Du musst nicht denselben Weg gehen wie sie. Und ich weiß, Tim und Julian werden dich dabei unterstützen. Sie wollen, dass du gesund bleibst. Aber es liegt an dir, diesen Schritt zu gehen. Es ist nicht leicht, das weiß ich. Aber stell dir vor, wie es wäre, wenn du eines Tages aufhörst und wieder durchatmen kannst – frei von der Sucht und der Angst vor gesundheitlichen Folgen.

Lass dich nicht von der Illusion täuschen, dass das Dampfen sicher ist. Es ist Zeit, Verantwortung für deine Gesundheit zu übernehmen, nicht nur für dich, sondern auch für die Menschen, die dich lieben. Tim und Julian brauchen dich – und du wirst stärker sein, wenn du diese Sucht hinter dir lässt.

Denk an Marc und Katrin. Ihr Schicksal muss nicht dein Schicksal sein.

Herzlichst,
Vincent Hohne
VapeExperte und dein Wegbegleiter aus der Verdampfsucht